Der seltsame Onkel Bruno

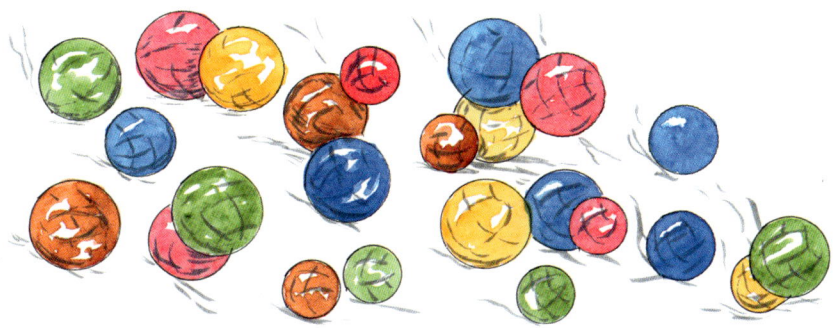

Für Hans

und alle anderen, die von MS direkt oder indirekt betroffen sind:

Erkrankte, deren Partner, Familien, Nachbarn, Arbeitskollegen usw.

Und für dich!

Ingrid Dorothea Reuter

Der seltsame Onkel Bruno

Multiple Sklerose verstehen

Illustrationen von
Ingrid Dorothea Reuter

iskopress

Multiple Sklerose – die Krankheit
mit den vielen Gesichtern

Wenn jemand im Rollstuhl sitzt oder einen Blindenstock benutzt, fällt es uns leicht, ihn als hilfsbedürftig anzusehen. Doch es gibt Krankheiten, die auf den ersten Blick nicht erkennbar sind. Dazu gehört auch die Multiple Sklerose (MS).

Dank der Fortschritte in der Medizin, dank neuer Medikamente und Behandlungsmethoden sind die Erkrankten heute nicht mehr zwangsläufig auf den Rollstuhl angewiesen. Viele von ihnen führen nach außen hin ein ganz normales Leben, gehen zur Arbeit, pflegen Hobbys und gründen Familien. Dennoch beeinflusst die Krankheit das Leben der Betroffenen ganz erheblich. MS ist nach wie vor nicht heilbar, auch wenn sich ihr Verlauf heute deutlich verzögern lässt. Sie bleibt eine ernsthafte Erkrankung und gerade ihre unsichtbaren Symptome können massiv einschränken. Dazu gehören z.B. extreme Erschöpfung, sowie kognitive Probleme wie Vergesslichkeit und Konzentrationsschwierigkeiten.

Oft leiden die Betroffenen außerdem unter Verständnislosigkeit in ihrem privaten und beruflichen Umfeld. Damit MS-Erkrankte Verständnis und Unterstützung erhalten, sind verlässliche Informationen wichtig – sowohl für sie selbst, als auch für ihre Umgebung.

Ingrid Dorothea Reuter wurde mit der Multiplen Sklerose in der eigenen Familie konfrontiert. Manches Unverständnis von Freunden und Bekannten sowie Fragen der Kinder brachten sie auf die Idee, eine Geschichte darüber zu schreiben. Mit ihrem Buch will sie Kindern, aber auch interessierten Erwachsenen zeigen, welche Einschränkungen die Erkrankten haben können und warum sie manchmal so «seltsam» reagieren.

Für alle, die von dieser rätselhaften Krankheit betroffen sind, ist ein freundliches und verständnisvolles Klima in Familie, Bekanntenkreis und Beruf äußerst wichtig. Geborgenheit und das Gefühl von Zugehörigkeit wirken heilsam und stabilisierend. Und Angehörige und Kollegen bekommen für ihre Unterstützung und Rücksichtnahme etwas Kostbares zurück: mehr Lebensfreude.

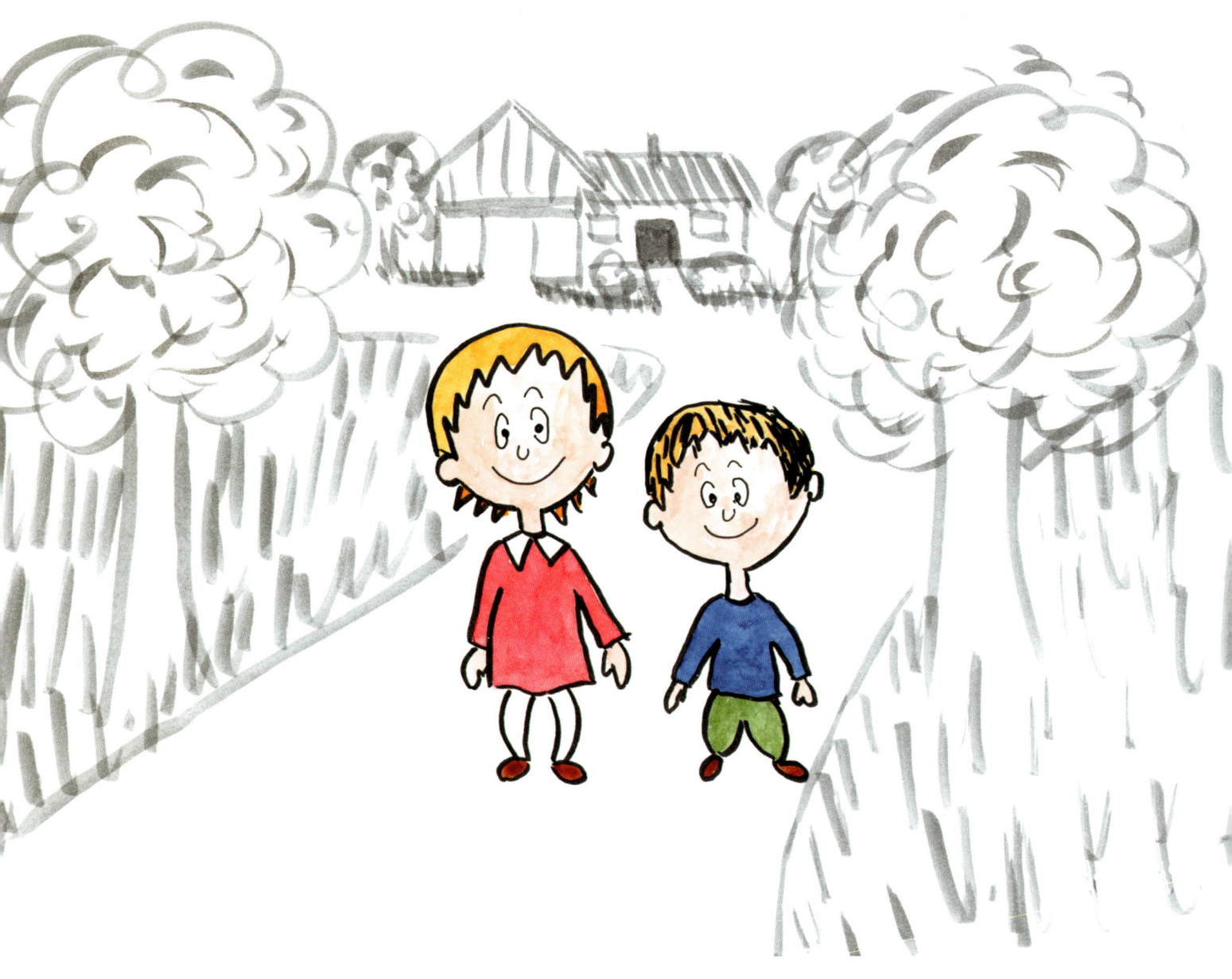

Das sind Emily und Tim.

Emily ist zehn Jahre alt.

Ihr Bruder Tim wird bald acht.

Die beiden wohnen zusammen mit Mama und Papa auf einem Bauernhof.

In den Ferien dürfen die beiden zum ersten Mal ein Wochenende alleine bei Tante Helga und Onkel Bruno in der Stadt verbringen.

Tante Helga ist Mamas Schwester und sehr nett. Onkel Bruno ist ein ruhiger, lustiger Mann, der wegen irgendeiner Krankheit zum Gehen einen Stock benutzt.

Emily und Tim freuen sich sehr auf die Zeit mit den beiden.

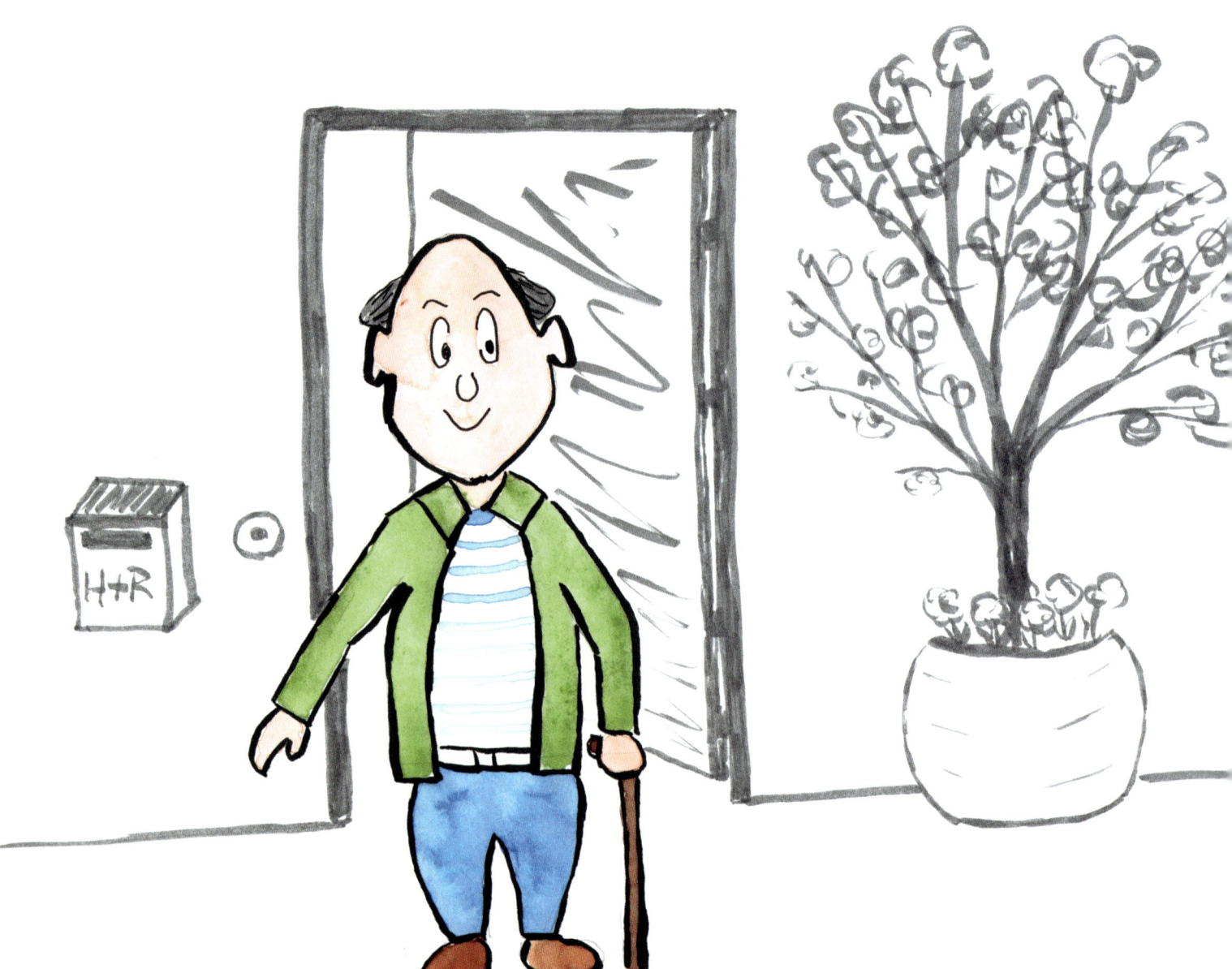

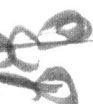

Emily und Tim werden von Mama zu Tante Helga und Onkel Bruno gefahren. Es ist eine lange Autofahrt, bis sie endlich am Ziel sind. Onkel Bruno öffnet die Haustür und heißt den Besuch herzlich willkommen. Die Kinder tragen ihre Taschen ins Haus und Mama bekommt erst einmal einen frischen, heißen Kaffee. Für Emily und Tim steht kalter Saft bereit. Tante Helga schlägt vor, bis zum Mittagessen in den nahen Park zu gehen. Mama freut sich, denn sie hat ihrer Schwester viel zu erzählen.

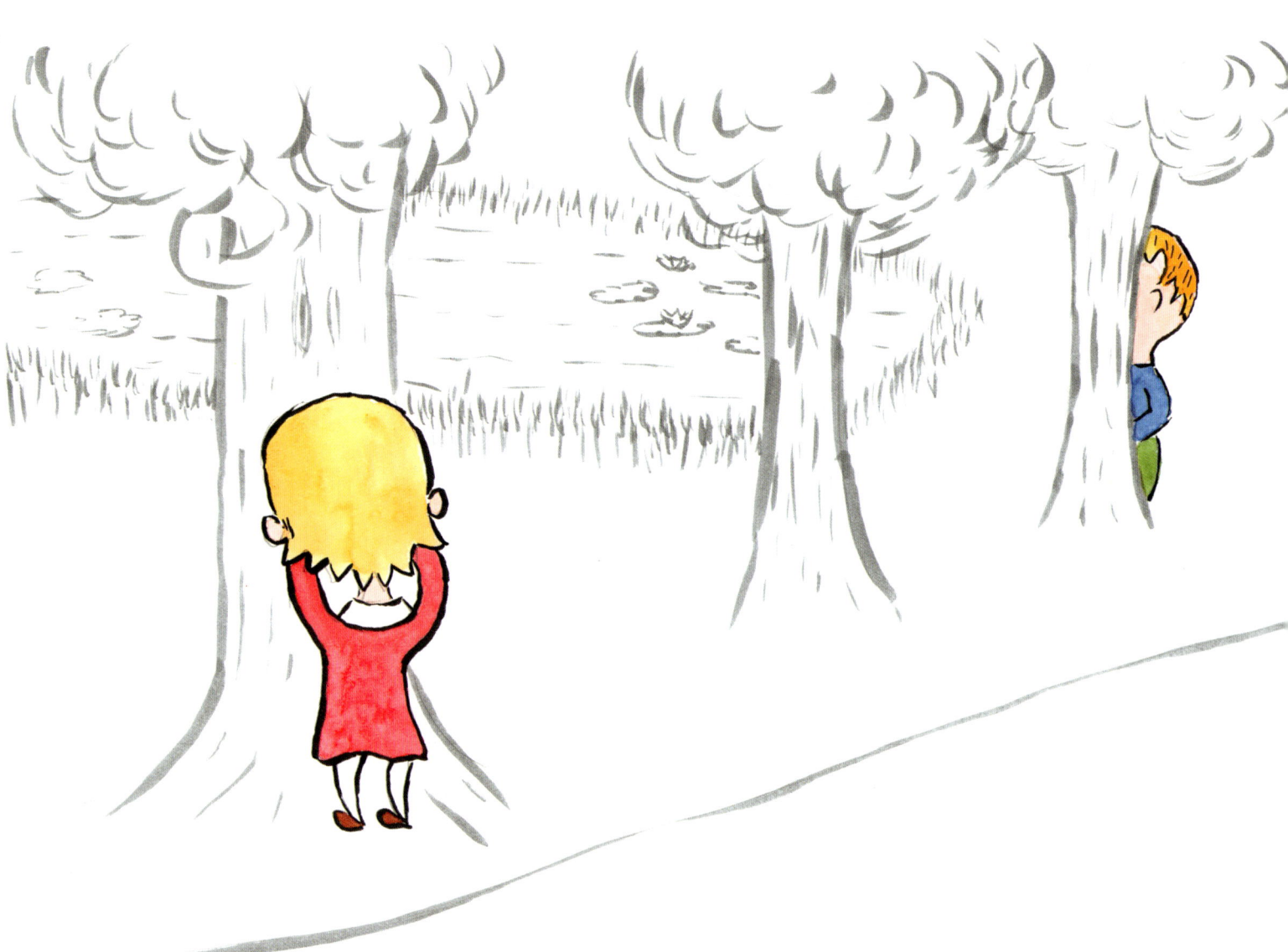

Emily und Tim brauchen Bewegung und spielen Fangen und Verstecken.
Dann schaukeln sie auf dem Spielplatz.
Als sie zurückkommen, hat Onkel Bruno schon das Mittagessen gekocht.
Zum Nachtisch gibt es leckeres Vanilleeis mit Himbeeren.
Onkel Bruno verabschiedet sich nach dem Essen von Mama. Er ist müde und
legt sich zu einem Mittagsschlaf hin.

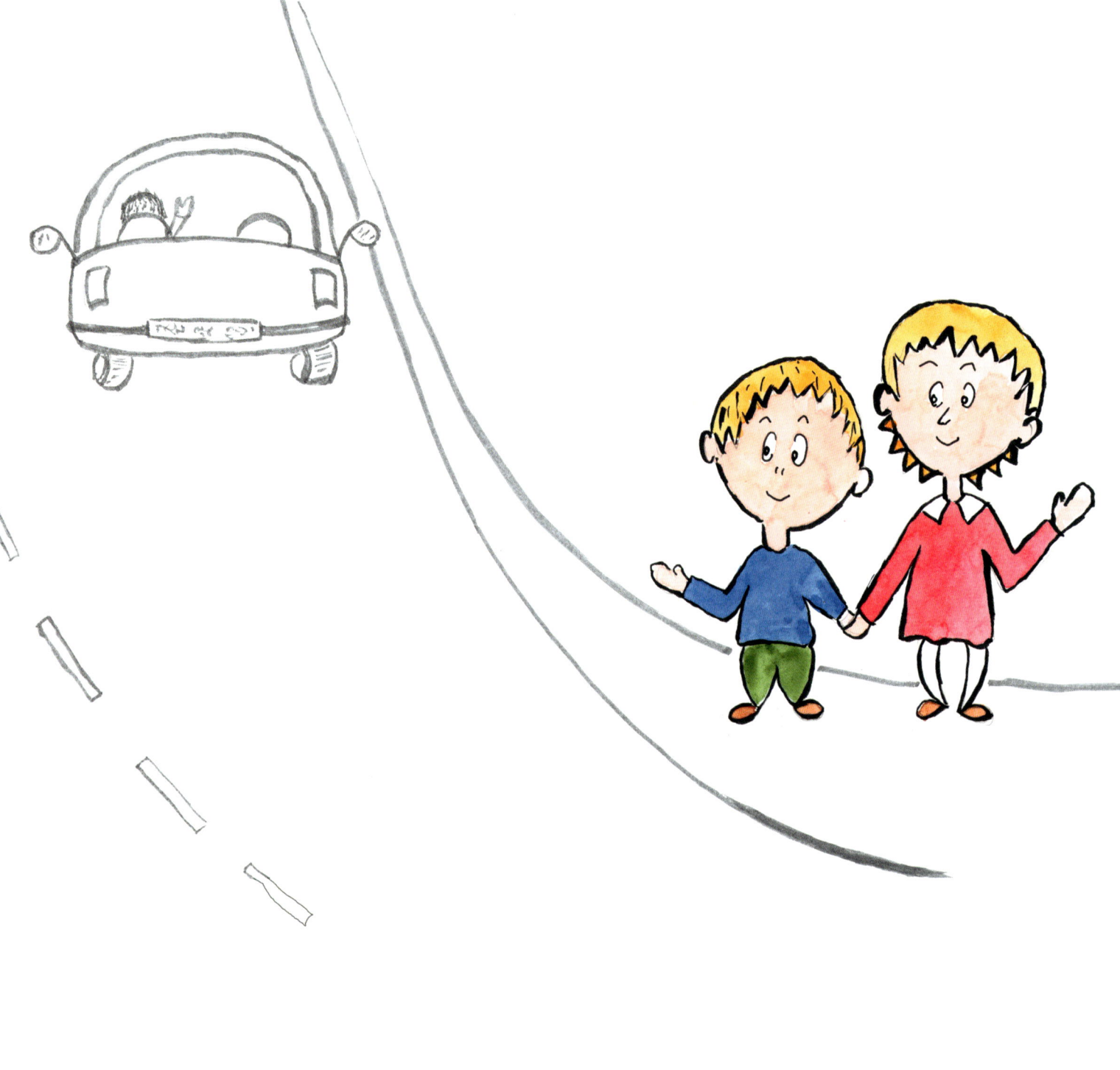

Nach dem Essen sitzen Emily und Tim mit Mama und Tante Helga noch lange am Esstisch und erzählen Neues von Papa, dem Bauernhof und von der Schule. Dann bricht Mama zur Heimfahrt auf. Die Kinder bringen sie zum Auto und winken ihr nach.

Als sie zurück in die Wohnung kommen, wundern sie sich. Onkel Bruno ist immer noch nicht aufgestanden.

«Wieso schläft Onkel Bruno immer noch?», fragt Emily. «Papa legt sich auch manchmal kurz nach dem Essen hin, aber nie so lange.»

«Onkel Bruno ist doch krank. Auch wenn er sich sehr über euren Besuch freut, strengt es ihn an, wenn viele Leute um ihn herum sind.»

Tim wundert sich: «Eine komische Krankheit, die müde macht, weil Besuch da ist.»

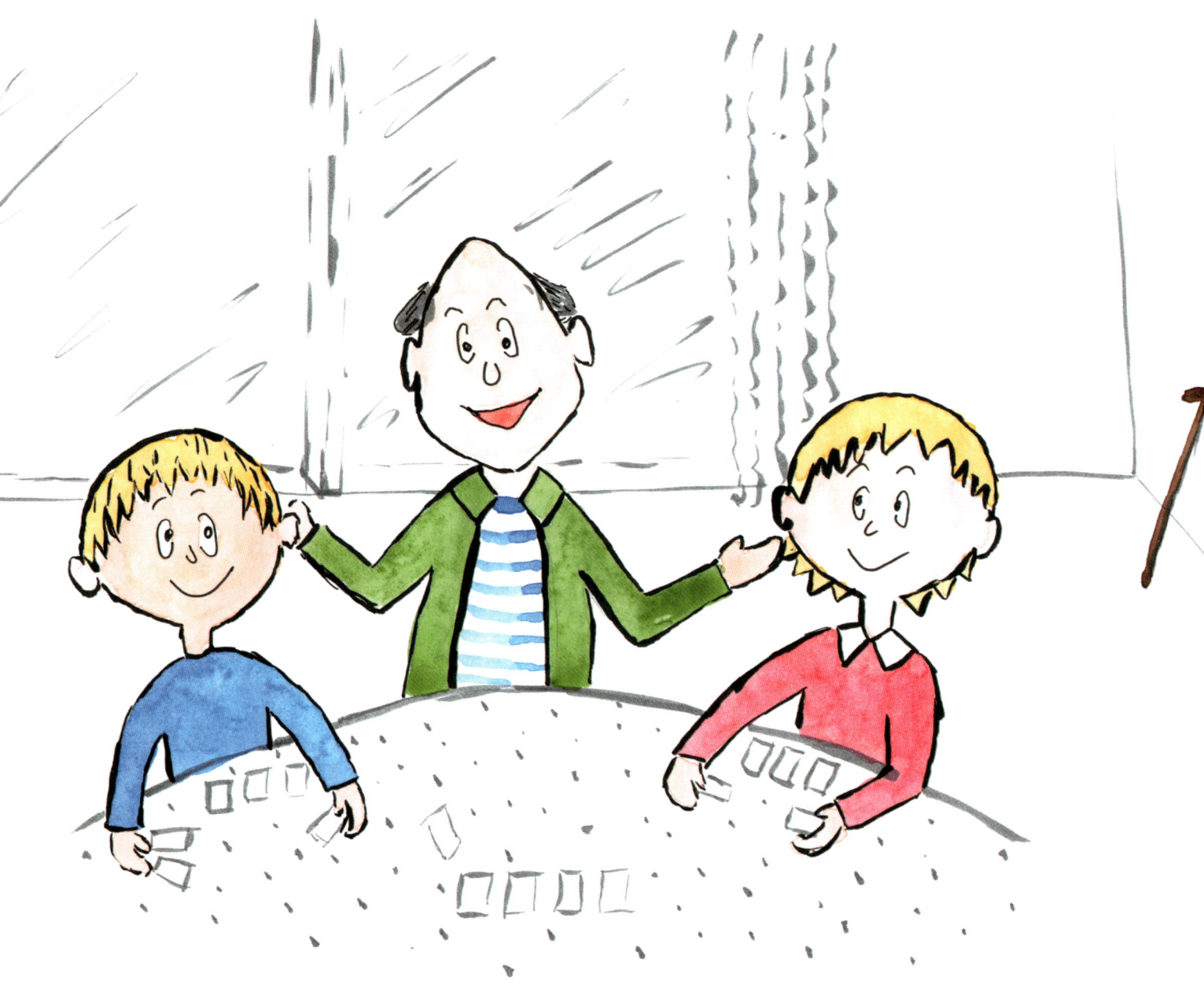

Emily und Tim helfen Tante Helga den Tisch abzuräumen und die Küche in Ordnung zu bringen. So hat sie mehr Zeit, um mit den Kindern zu spielen. Tim sucht das Spiel «Skip-Bo» heraus.

Onkel Bruno hat seinen Mittagsschlaf beendet und setzt sich dazu. Er spielt gerne mit, kann schnell alle seine Karten ablegen und gewinnt das erste Spiel. Das nächste Spiel gewinnt Tim.

Es ist so lustig am Tisch, die Kinder lachen und rufen durcheinander.

Onkel Bruno wird jetzt aber immer unruhiger und übersieht viele seiner Spielmöglichkeiten.

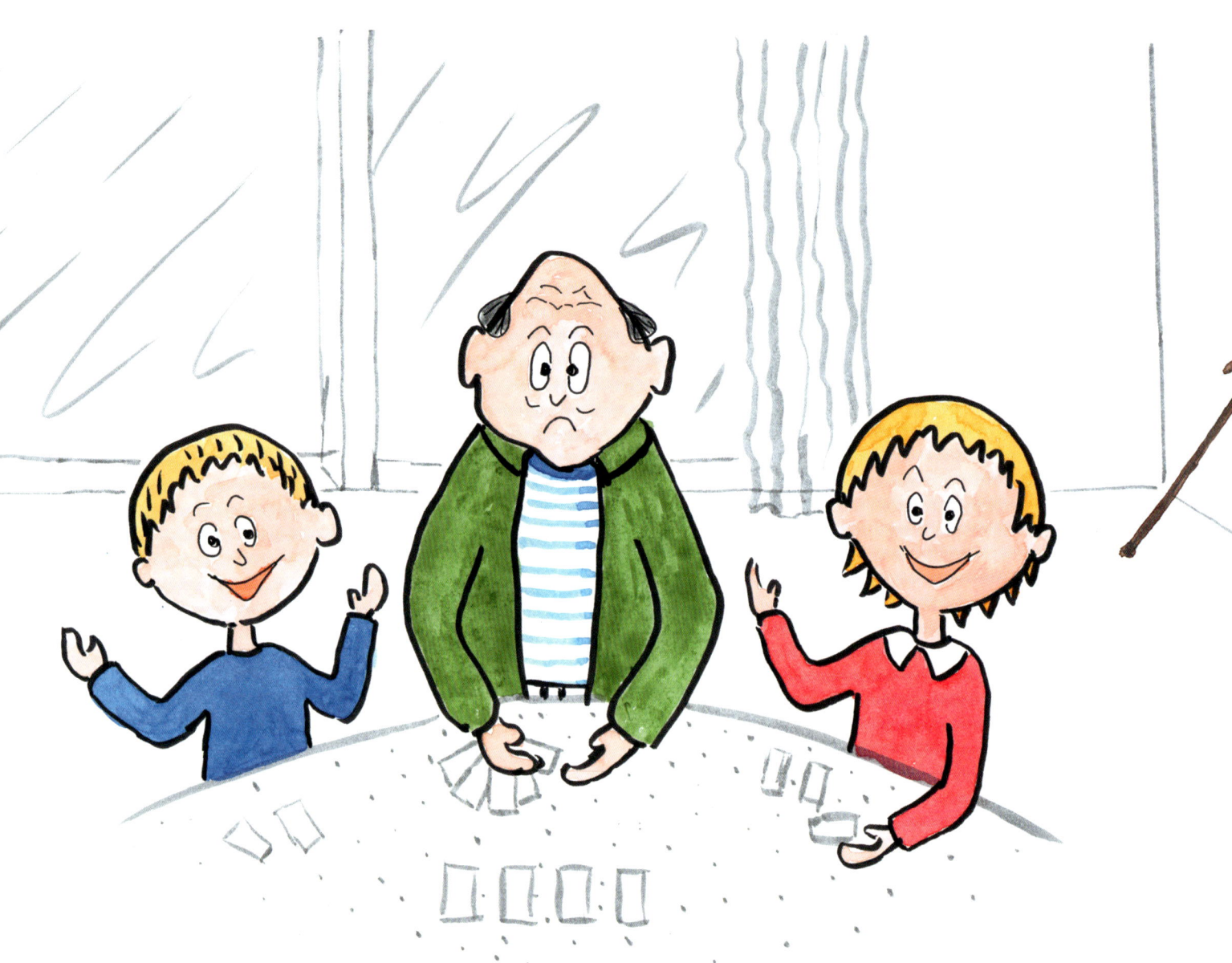

Als das Spiel zu Ende ist, steht er sofort auf und geht aus dem Zimmer.

Tim und Emily sind irritiert: «Was hat denn Onkel Bruno?», fragt Emily.

«Ihr wisst doch, dass Onkel Bruno krank ist», antwortet Tante Helga.

«Wenn viele Menschen durcheinander reden, hat er Konzentrationsprobleme. Dann muss er sich eine Weile zurückziehen.»

Tim versteht das nicht.

Er denkt: «Konzentrationsprobleme? Was ist das? Und was ist das für eine Krankheit, bei der man nicht lange spielen kann?»

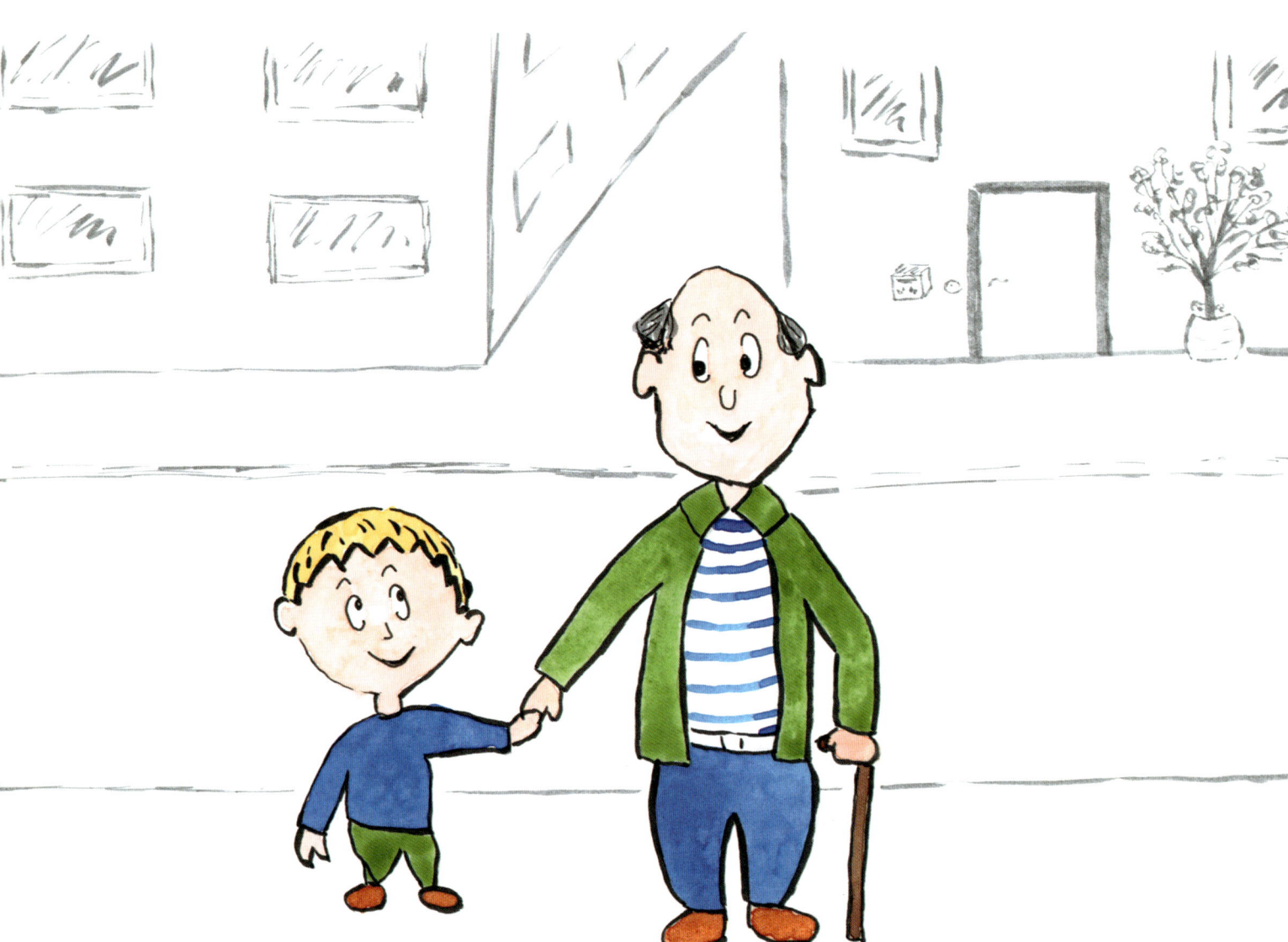

Am nächsten Morgen setzt sich Emily zu ihrer Tante, um mit ihr ein Sudoku zu lösen. Tim geht lieber mit Onkel Bruno. Der will zum Arzt, um Rezepte für sich und Tante Helga abzuholen.

Als die beiden die Wohnung verlassen, ruft Tante Helga ihnen noch hinterher: «Bitte bring mir auch eine Kopie meiner Blutuntersuchung mit!»

In der Praxis muss Tim mit Onkel Bruno in einer Schlange vor dem Tresen warten.

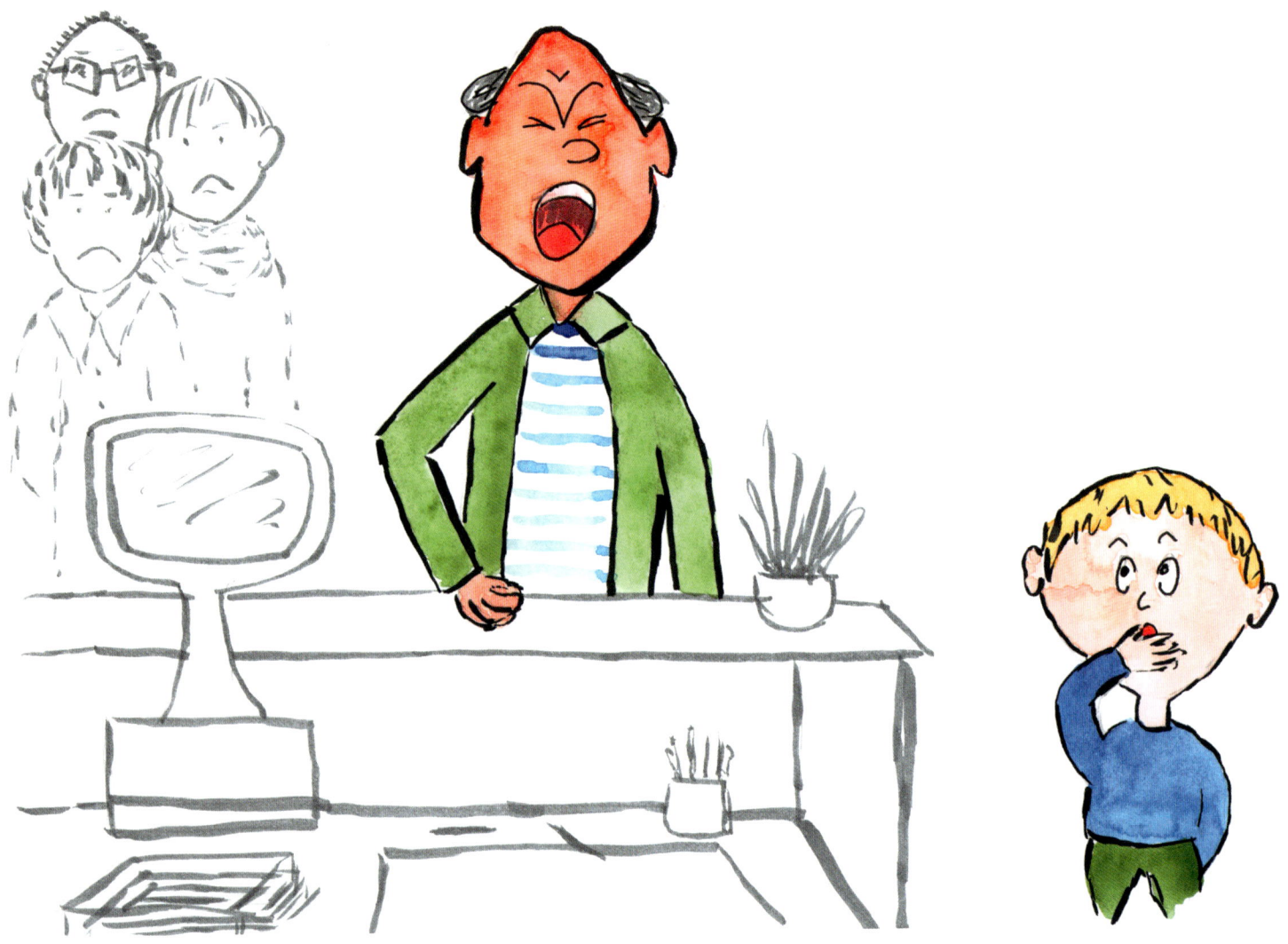

Als sie endlich an der Reihe sind, sagt Onkel Bruno langsam: «Ich will...»
«Ach ja, Sie wollen sicher Ihr Rezept abholen», unterbricht ihn die Sprech-
stundenhilfe schnell und gibt ihm sein Rezept.
«Ich will noch…» Wieder beendet die Frau seinen Satz: «Stimmt, Ihre Frau
hat ja auch noch ein Rezept bestellt!» Sie gibt ihm das zweite Rezept.
«Aber ich will auch…» Onkel Bruno versucht es wieder, diesmal etwas
lauter.
«Ich habe nichts mehr für Sie!», kommt gleich die Antwort.
Jetzt schreit Onkel Bruno laut: «So lassen Sie mich doch erst mal ausreden!»
Die Angestellte hinter dem Tresen ist jetzt beleidigt. «Dann sagen Sie
endlich, was Sie wollen!»
Auch die Patienten in der Schlange hinter ihnen werden unruhig: «Wie
lange dauert das denn noch?»
Onkel Bruno stöhnt: «Jetzt weiß ich gar nicht mehr, was ich sagen wollte!»
«Dann war es sicherlich nicht so wichtig – der Nächste bitte!», meint die
Frau und wendet sich dem nächsten Patienten zu.
Tim ist unsicher. Soll er sagen, dass Tante Helga eine Kopie ihrer Blut-
untersuchung haben will? Aber er sagt nichts und trödelt langsam hinter
Onkel Bruno zurück.

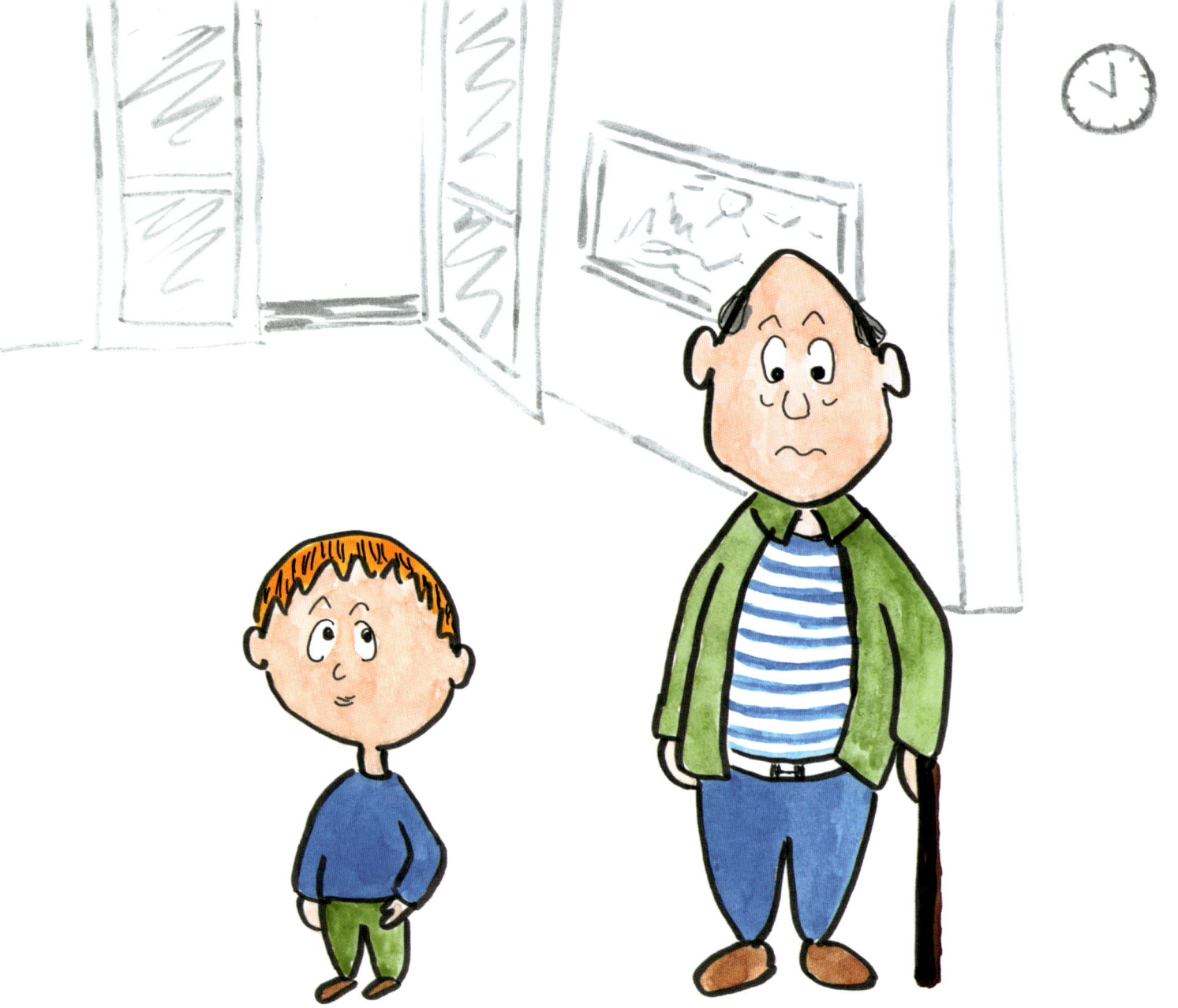

Als sie wieder zu Hause sind, gibt Onkel Bruno seiner Frau die Rezepte.

«Wo ist denn meine Kopie?», fragt sie. «Hast du sie wieder vergessen?»

Onkel Bruno schaut nur traurig und geht schnell in seinen Hobbyraum im Keller.

«Immer vergisst er alles!», murmelt Tante Helga leise vor sich hin.

Jetzt kann Tim nicht mehr schweigen und erzählt ihr die ganze Geschichte aus der Arztpraxis.

«Ich weiß gar nicht, was mit Onkel Bruno los war», sagt er.

Tante Helga atmet tief durch. «Auch das hängt mit seiner Krankheit und den Konzentrationsschwierigkeiten zusammen.»

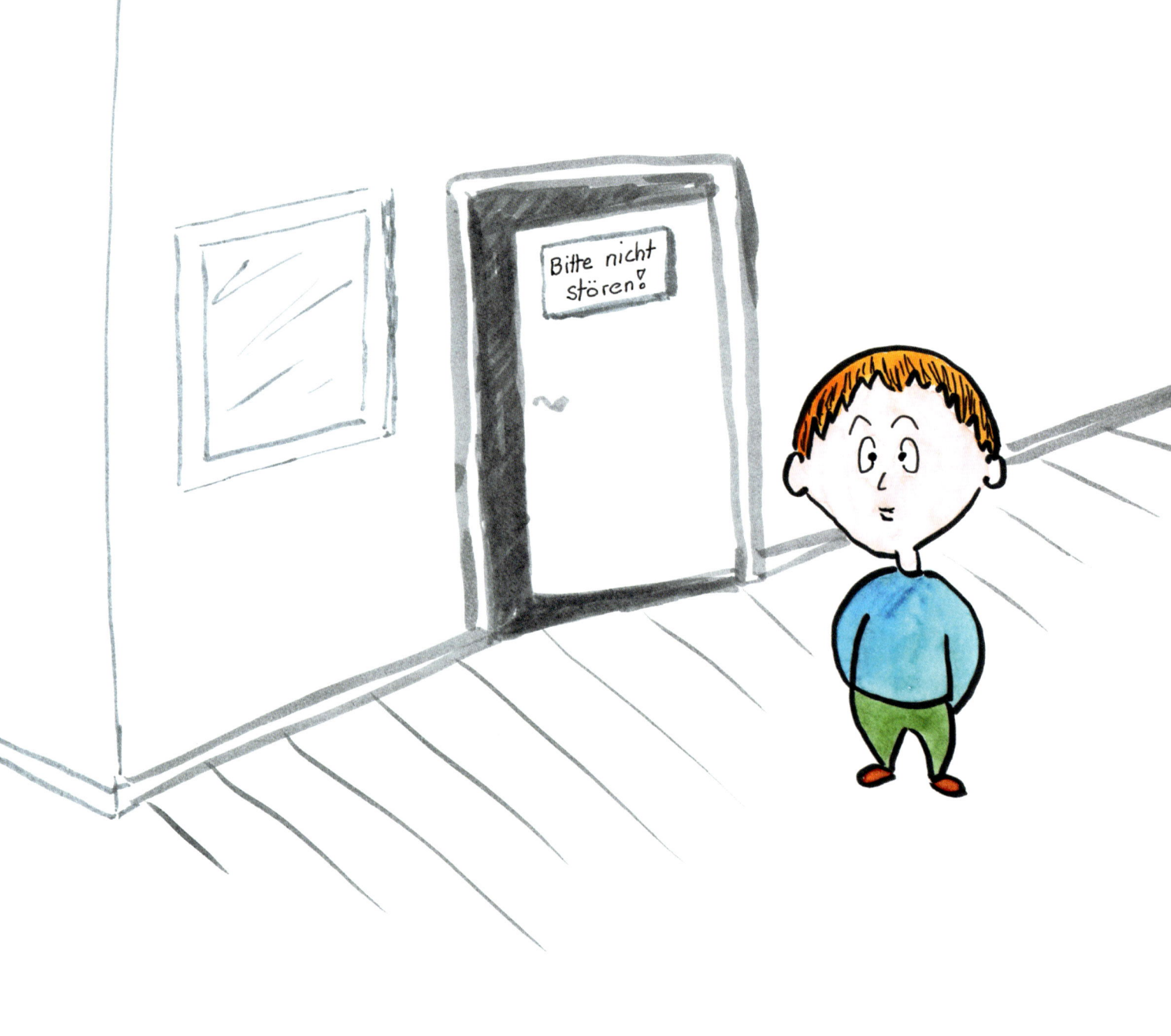

Emily ist neugierig, was ihr Onkel wohl macht, und fragt: «Darf ich denn mal zu Onkel Bruno in den Hobbyraum?»

«Das ist keine gute Idee», meint Tante Helga.

«Dieser Hobbyraum ist sein Rückzugsraum, in dem er von niemandem gestört werden will. Wenn er dort ganz alleine für sich ist, kann er wieder zur Ruhe kommen und neue Kraft schöpfen.

Wenn es ihm wieder gut geht, kommt er zurück.»

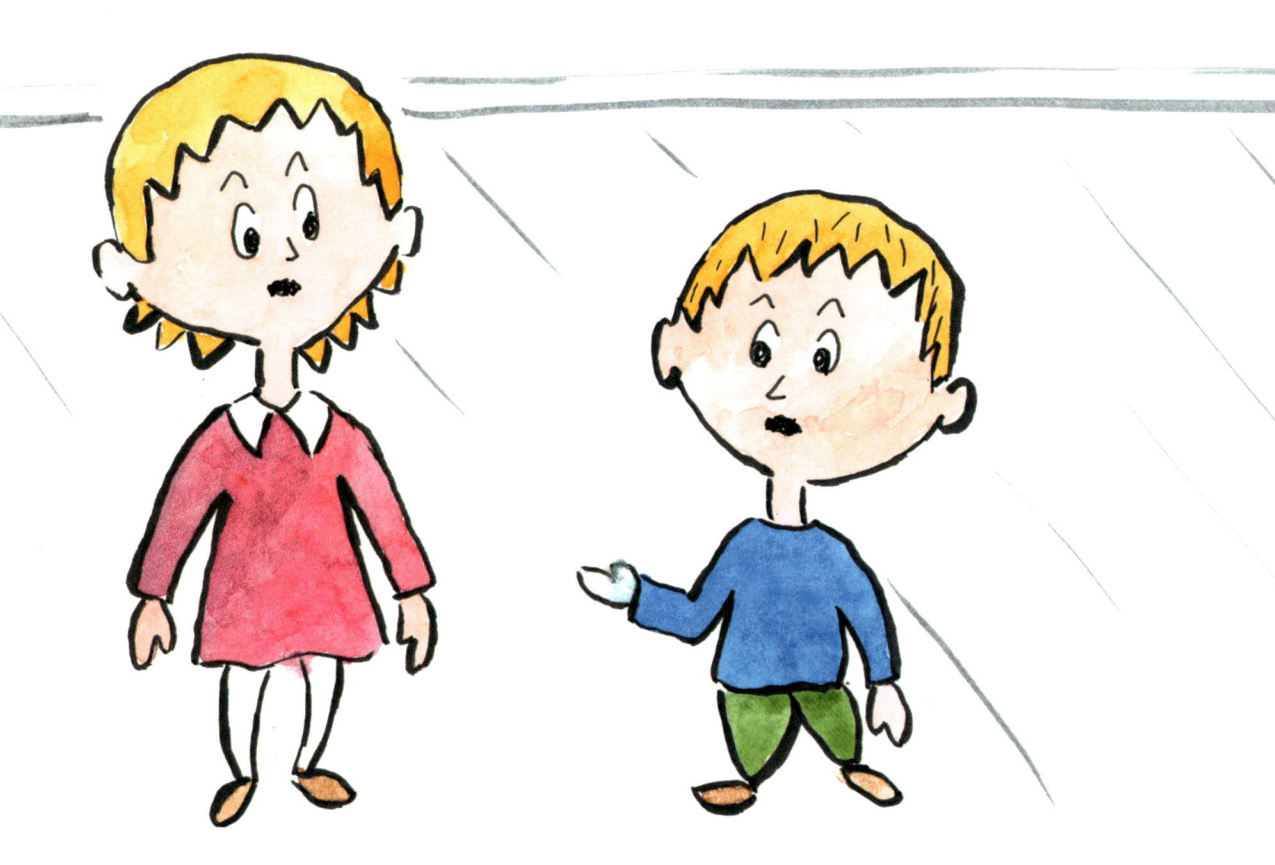

Emily und Tim schauen sich irritiert an. Dreht sich denn hier alles um Onkel Brunos blöde Krankheit?

Tatsächlich erscheint Onkel Bruno eine Stunde später und fragt: «Hat jemand genau so großen Hunger wie ich? Was haltet ihr von Spaghetti mit Tomatensauce?»

«Super Idee!», rufen alle.

Tante Helga nimmt ihn in den Arm und gibt ihm einen dicken Kuss.

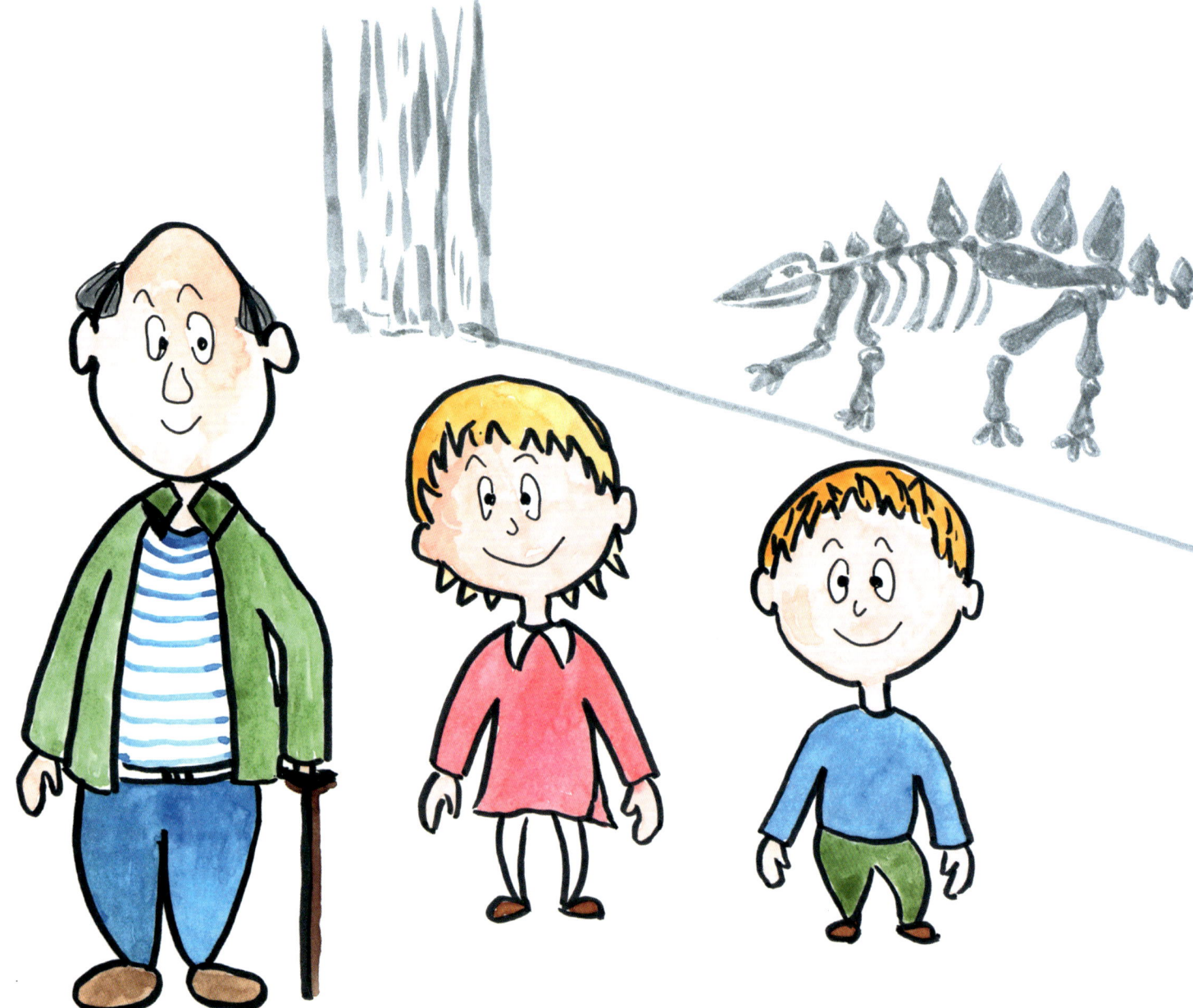

Am Nachmittag fahren sie in ein Museum.

Onkel Bruno kann Emily und Tim viel über die Dinosaurier erzählen.

Die beiden achten darauf, dass sie ihre Fragen nacheinander stellen und dem Onkel Zeit für die Antworten lassen. So erfahren sie die Namen der Tiere, wann sie gelebt haben, woran man die Fleischfresser von den Pflanzenfressern unterscheiden kann und vieles mehr.

Das finden die Kinder alles sehr spannend.

Bevor sie in die nächste Abteilung gehen, machen sie eine Pause. Tante Helga holt für alle eine Portion Eis.

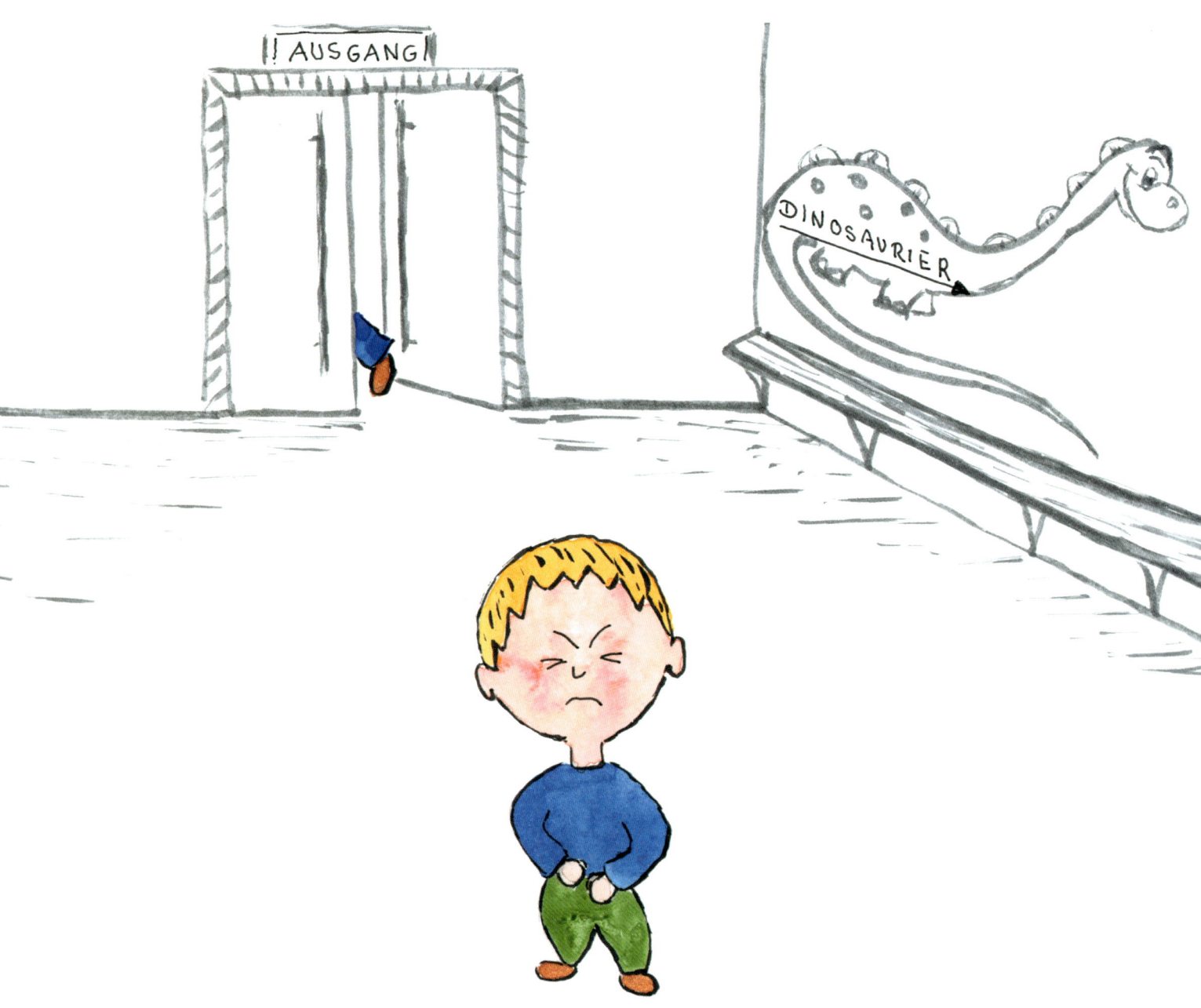

«Das war genug für mich – ich fahre zurück», sagt Onkel Bruno, als er sein Eis gegessen hat.

Die Kinder sind enttäuscht, sie würden so gerne noch im Museum bleiben.

Doch Onkel Bruno meint: «Ist doch kein Problem – ihr könnt noch mit eurer Tante bleiben – ich nehme den Bus.»

«Okay, bis später mein Schatz», lacht Tante Helga und streicht ihm über den Arm.

Als Onkel Bruno weg ist, fragt Emily: «Hat das schon wieder mit seiner Krankheit zu tun? Onkel Bruno ging es doch den ganzen Nachmittag so gut!»

Tante Helga bestätigt ihre Vermutung.

Tim wird langsam richtig sauer auf diese blöde Krankheit, die Onkel Bruno sogar einen Museumsbesuch vermiest.

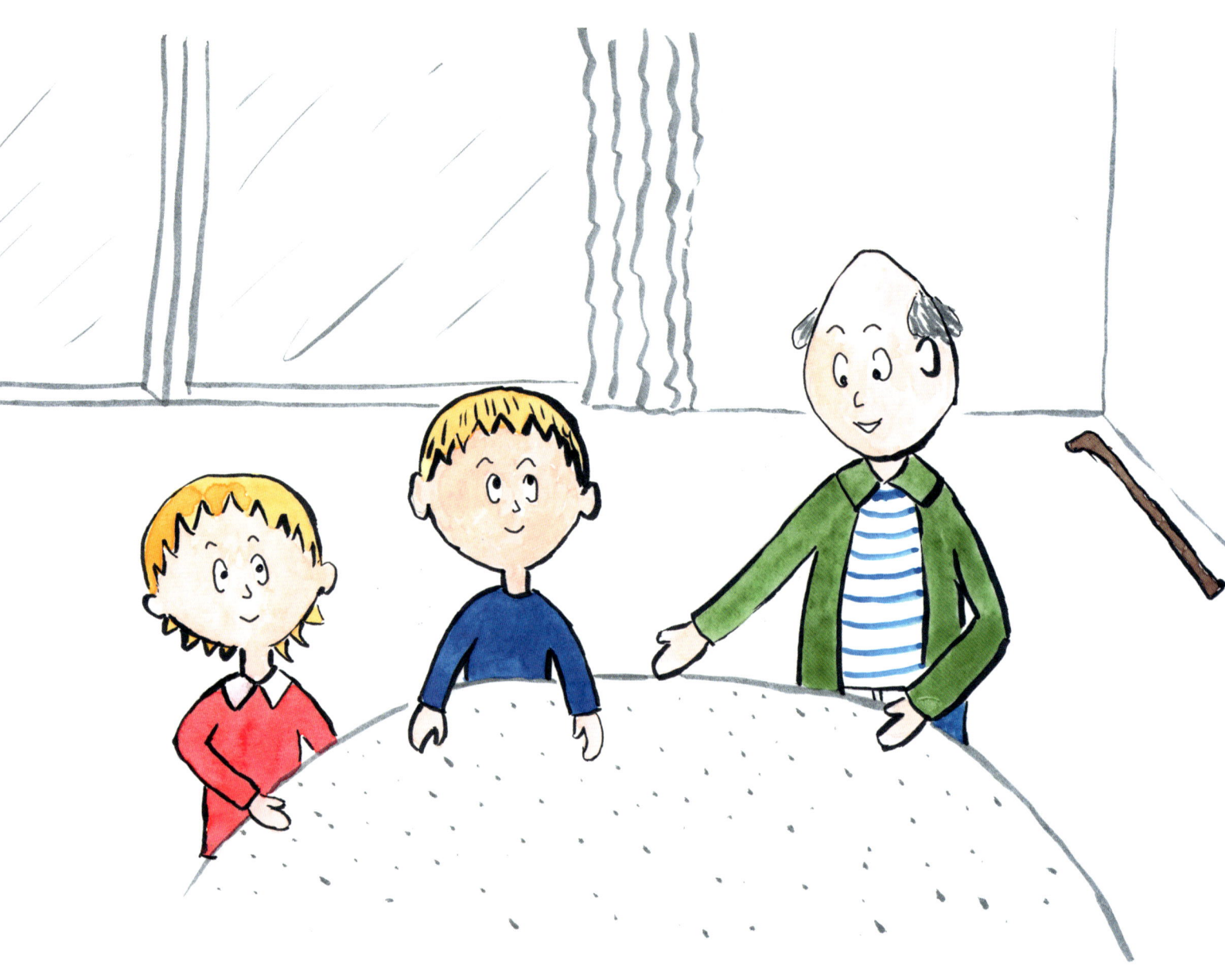

Abends sitzt Emily mit Tim, Onkel Bruno und Tante Helga im Wohnzimmer. Die Tante erkundigt sich: «Was wünscht ihr euch für euren letzten Abend? Wollen wir noch einmal etwas spielen?» Emily schaut zu Tim. Der nickt. Dann traut sie sich zu fragen: «Könnt ihr uns mal erklären, was deine komische Krankheit bedeutet? Wir verstehen das alles nicht.»

Onkel Bruno antwortet: «Ich freue mich über euer Interesse und will versuchen, es euch zu erklären: Diese Krankheit nennt man MS. Das ist eine Abkürzung für einen sehr schwierigen Namen: ‹Multiple Sklerose›. Auf Deutsch bedeutet das ‹viele Entzündungen›.

Entzündungen im Körper kosten viel Kraft. Deshalb bin ich auch oft so müde. Die Entzündungen haben einige meiner Nerven beschädigt oder sogar zerstört. Zum Beispiel in meinem linken Bein. Es kann dadurch beim Laufen einfach wegknicken. Deshalb benutze ich zur Sicherheit den Gehstock. Auch mein Arm ist beschädigt. Meistens kribbelt er nur, aber manchmal schmerzt er auch. Schön ist das nicht.

Auch mein Kopf ist betroffen. Deshalb habe ich immer mehr Probleme mit der Konzentration. Wenn alles ruhig ist und ich ausreden kann, habe ich fast keine Schwierigkeiten. Werde ich aber ein Mal oder gar mehrfach unterbrochen, verliere ich meinen Gedanken. Dann ist es wie leer in meinem Kopf und ich weiß nichts mehr.

Sind viele Menschen im Raum, die durcheinander reden, lachen oder streiten, ist es ähnlich. Dabei ist es nicht an jedem Tag gleich. Manchmal kann ich ziemlich weite Wege laufen und mehrere Menschen auf einmal machen mir weniger aus. An anderen Tagen fallen mir schon kurze Wege schwer und unter Menschen kann ich gar nicht sein.»

Tim will wissen: «Was sind denn Konzentrationsprobleme?»
«Stell dir vor, du hast eine ganze Hand voll kleiner Murmeln – das wären deine Gedanken», antwortet Tante Helga. «Wenn du die Hand schließt, kannst du alle sicher festhalten.»

Onkel Bruno erklärt: «Bei mir ist es so, als könnte ich meine Hand nicht mehr fest schließen. Es rutscht immer mal eine Gedanken-Murmel heraus. Werde ich unterbrochen oder ist es im Raum sehr laut, fallen immer mehr Gedanken-Murmeln heraus und plötzlich ist meine Hand leer. Kannst du dir das vorstellen?»

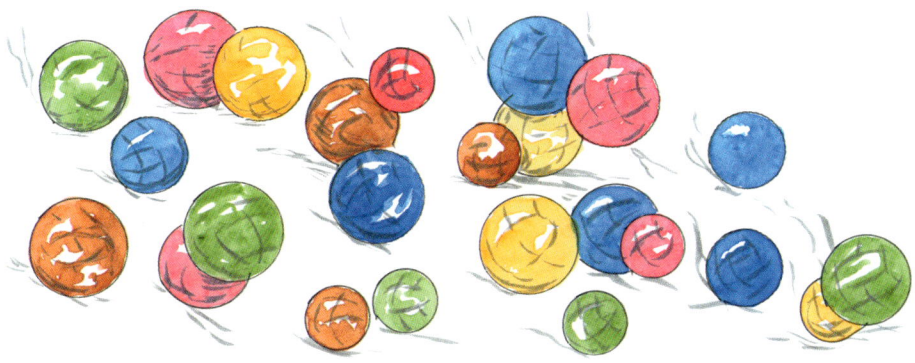

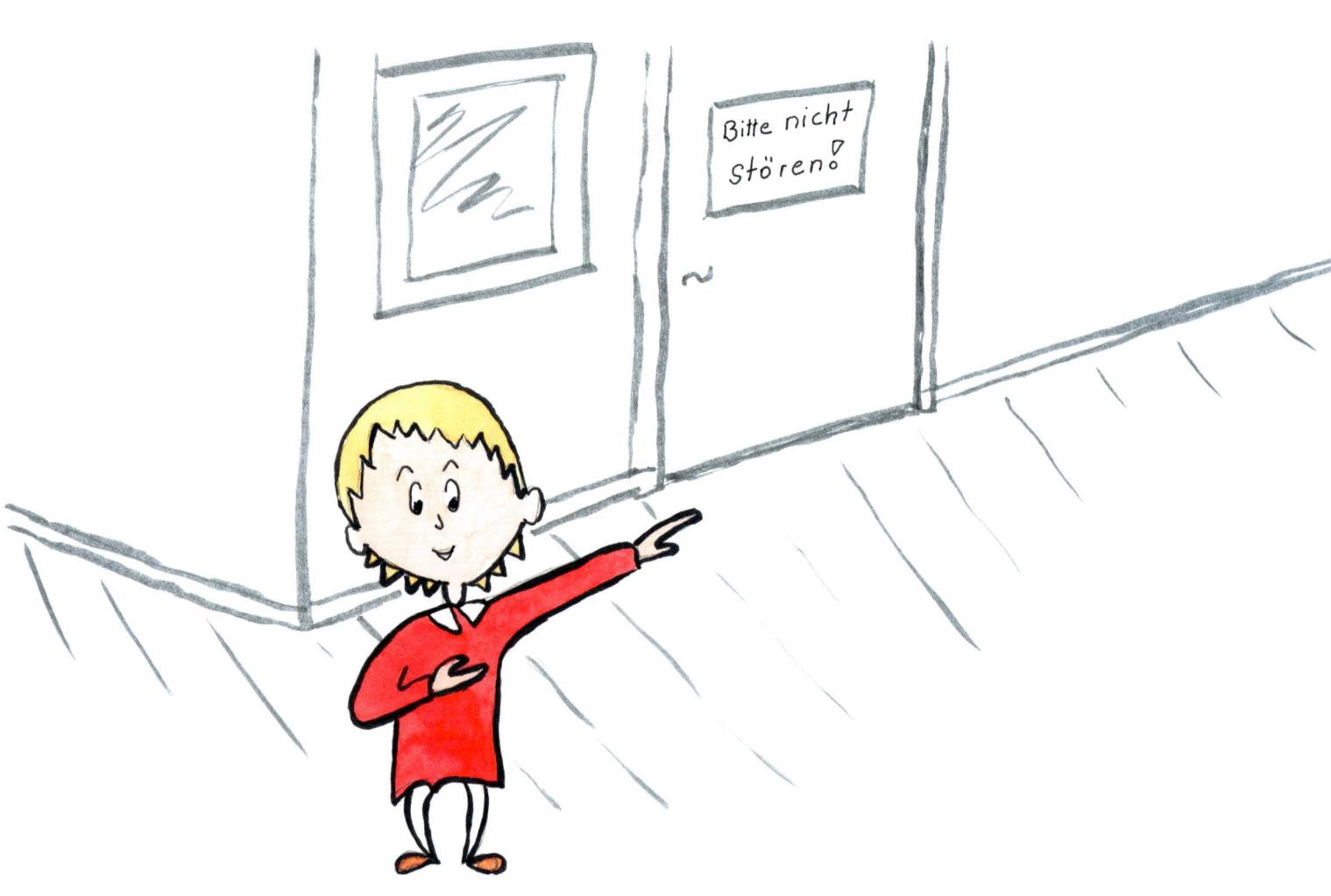

«Musst du dann in deinen Rückzugsraum?», will Emily jetzt wissen.

Onkel Bruno versteht nicht.

«Ich habe den Kindern gesagt, dass der Hobbyraum dein Rückzugsraum ist», erklärt Tante Helga.

«Das ist eine gute Erklärung. Es stimmt: Wenn ich dort für mich alleine bin und bastele, aufräume oder auch mal fernsehe, ist es so, als könnte ich dabei alle Gedankenmurmeln in Ruhe wieder einsammeln. Dann geht es mir wieder besser.»

«Das stelle ich mir alles sehr schwierig vor», überlegt Emily.

«Diese Krankheit ist eine miese Sache!», schimpft Tim.

«Genau so ist es», antwortet Onkel Bruno. «So könnt ihr euch den Namen meiner Krankheit gut merken: **M** – iese **S** – ache – **MS**.» Alle lachen.

«Und jetzt ab ins Bett!»

«Gute Nacht!», sagen Emily und Tim.

«Schlaft gut!»

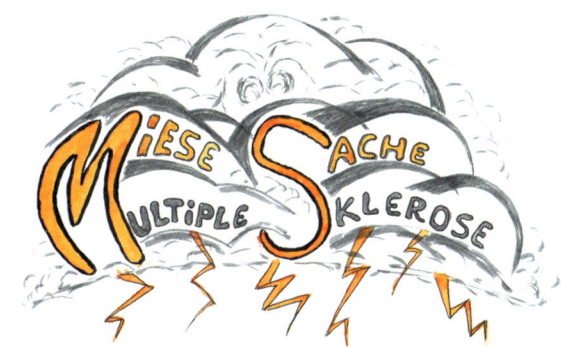

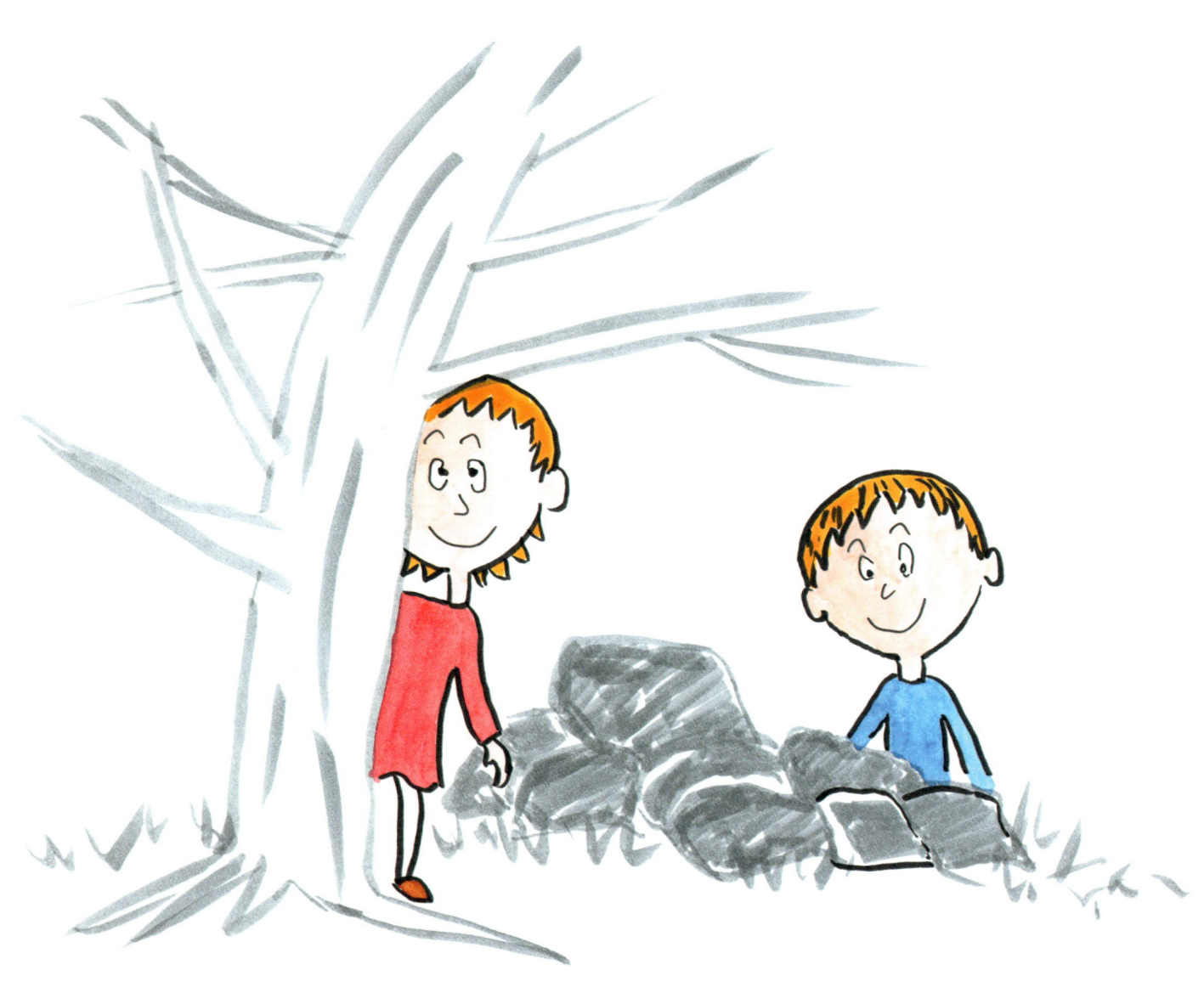

Am Sonntag ist der Besuch zu Ende. Emily und Tim werden von Tante Helga und Onkel Bruno nach Hause zurückgefahren.

Tim läuft gleich mit Onkel Bruno zu Papa in den Melkstall.

Emily geht mit Tante Helga in die Küche. Dort bereitet Mama das Essen zu. Sie begrüßt Emily und will sich dann noch etwas mit ihrer Schwester unterhalten.

Emily läuft nach draußen zu Tim. Der spielt im Garten bei den großen Steinen. Emily geht zu ihrem Lieblingsbaum. Es ist auch schön, wieder zu Hause zu sein.

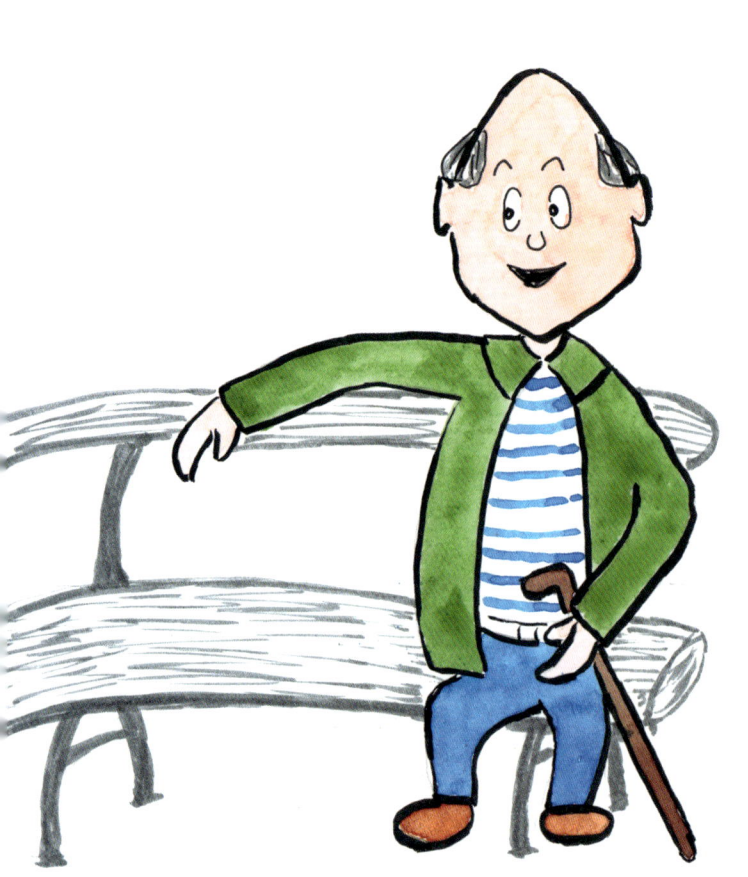
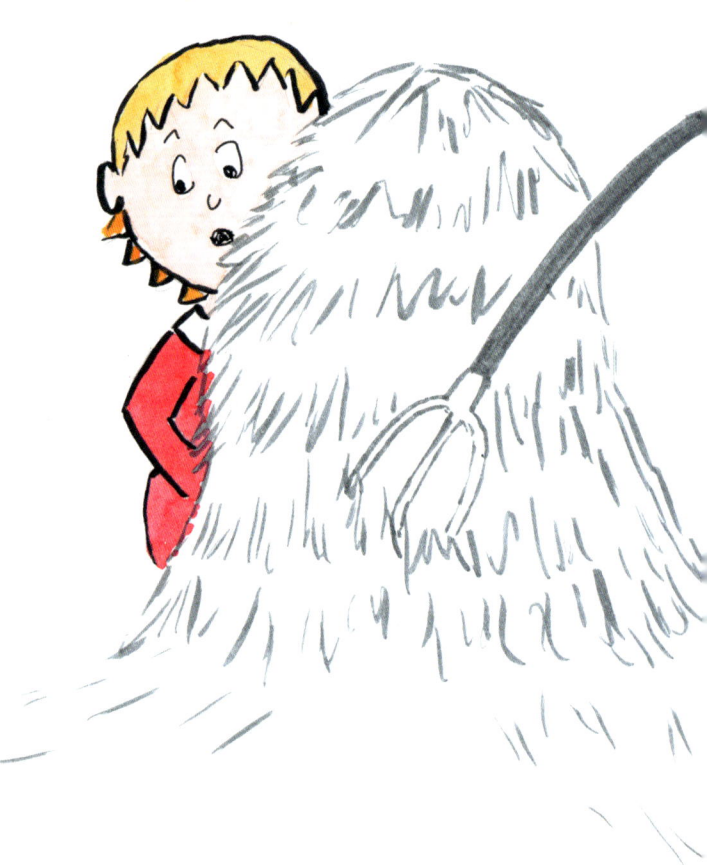

Dann schaut sie sich nach Papa und Onkel Bruno um. Die beiden Männer sitzen jetzt gemütlich auf der Bank im Garten. Emily hört, dass sie sich über Onkel Brunos Krankheit unterhalten und geht leise näher.

«Ich verstehe das nicht so ganz», sagt Papa gerade. «Wieso müssen manche MS-Patienten im Rollstuhl sitzen? Andere arbeiten mit dieser Krankheit ganz normal weiter, sind täglich unter vielen Menschen und benötigen höchste Konzentration für ihre Arbeit? Warum kam es bei dir durch die MS zu Konzentrationsproblemen und warum brauchst du einen Stock? Das alles soll die gleiche Krankheit sein?»

Onkel Bruno antwortet: «Es stimmt, das ist schwer zu verstehen. Aber genau aus diesem Grund nennt man die Multiple Sklerose auch ‹die Krankheit mit den vielen Gesichtern›.»

«Vielleicht hilft dir das folgende Beispiel, es besser zu verstehen: Man kann die Nerven im Körper mit Stromleitungen im Haus vergleichen. Du weißt, was passiert, wenn die Leitungen stellenweise defekt sind: an diesen Stellen fließt der Strom nur noch unregelmäßig oder gar nicht mehr.

Je nachdem, wo so ein Schaden ist, sind die Einschränkungen für die Bewohner unterschiedlich. Eine schadhafte Stromversorgung stört z.B. bei einem Kühlschrank sehr. Den Kühlschrank braucht man ständig und so wird man immer wieder daran erinnert, dass etwas Wichtiges nicht in Ordnung ist. Dagegen bemerkt man eine schadhafte Stromversorgung z.B. bei einer nur wenig genutzten Lampe im Gästezimmer kaum. Trotz unterschiedlicher Auswirkung ist es aber der gleiche Schaden.»

«Das habe ich so nicht gewusst», sagt Papa nachdenklich. «Es ist wirklich eine komplizierte Krankheit.»

«Ja», meint Onkel Bruno. «Es war sehr schwierig für mich – und auch für Helga – zu lernen, sich mit dieser Krankheit zu arrangieren und trotzdem das Leben zu genießen.»

In diesem Augenblick hören alle Mama rufen: «Das Essen ist fertig!»

«Wir kommen!», ruft Tim.

«Und ich bringe Papa und Onkel Bruno mit», meldet sich nun auch Emily.

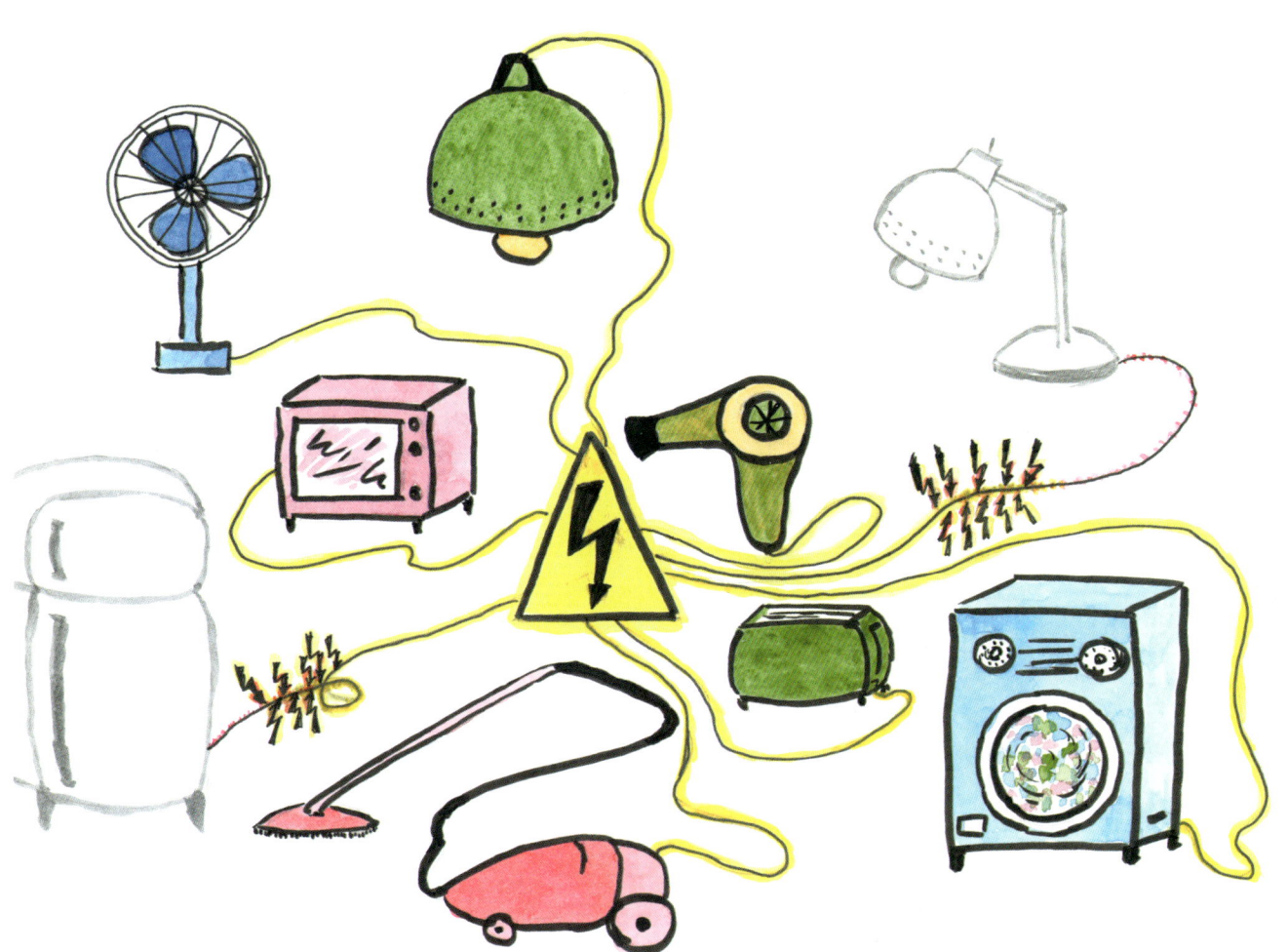

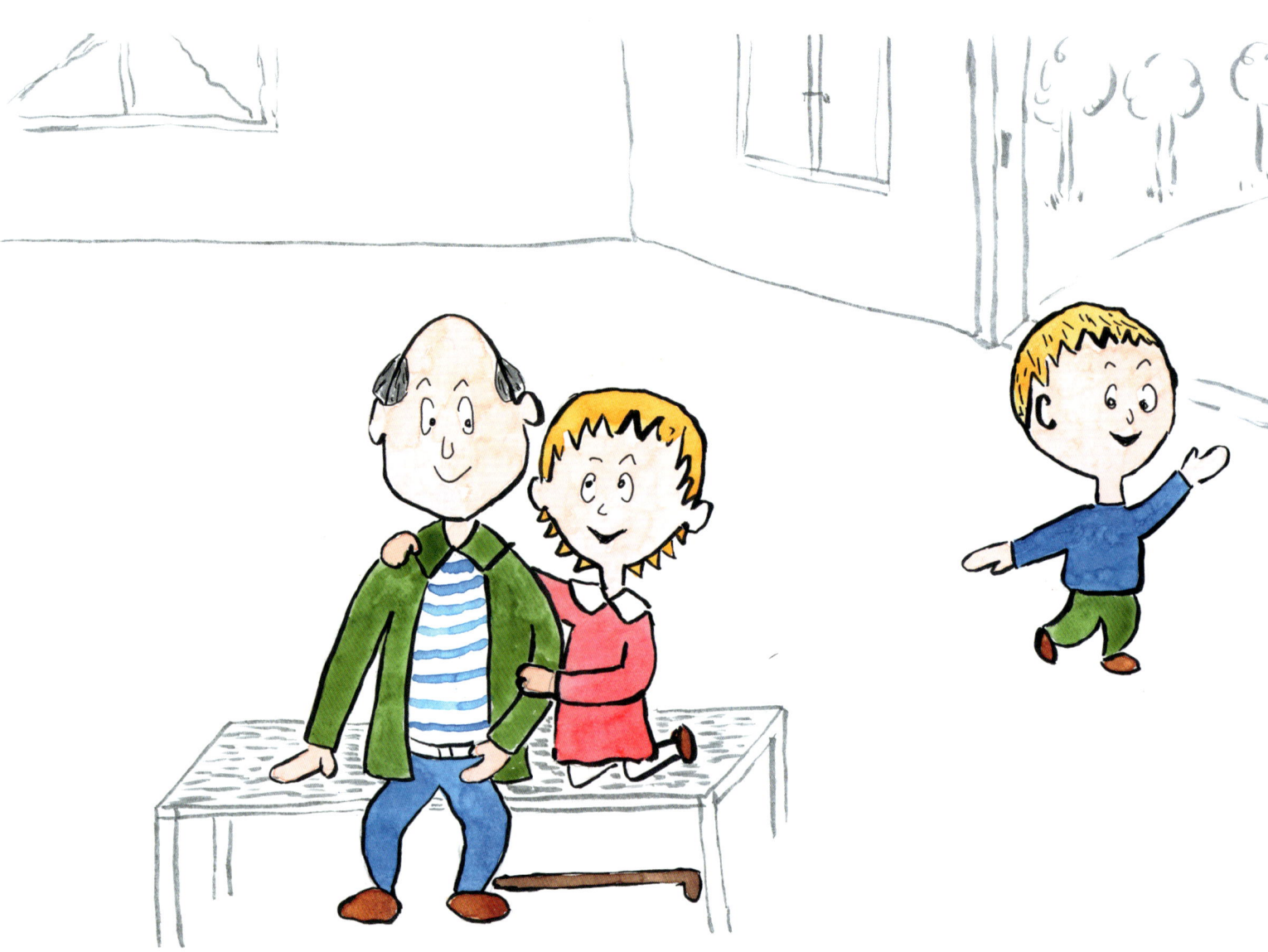

Beim Essen wundern sich die Eltern, dass es am Tisch so ruhig zugeht. Die Kinder reden weniger, lassen einander ausreden und rufen auch nicht dazwischen, wenn die Erwachsenen sprechen.

«Was ist denn mit euch los?», fragt Papa.

«Wir wissen jetzt, dass es Onkel Bruno sehr anstrengt, wenn viele Leute durcheinander reden. Wegen seiner blöden MS-Krankheit», antwortet Tim.

«Das ist aber lieb von euch!» Onkel Bruno ist ganz gerührt. «Da lade ich euch doch gleich noch einmal für ein Wochenende im Herbst ein.»

«Juhuu!»

Jetzt ist es mit den guten Vorsätzen vorbei. Emily und Tim freuen sich einfach zu sehr.

«Gehen wir dann auch wieder ins Museum?», fragt Tim.

«Klar, und dort kann euch Onkel Bruno beim nächsten Mal alles von den Rittern erzählen», erwidert Tante Helga.

«Ritter, Ritter!» Jetzt sind die Kinder nicht mehr zu halten.

«Raus in den Garten mit euch!», sagt Mama lachend.

«Tschüss, Onkel Bruno!», ruft Tim und rennt hinaus.

«Tschüss, Onkel Bruno», sagt auch Emily und legt den Arm um den Onkel.

«Lass dich nicht unterkriegen von deiner blöden MS-Krankheit!»

Mehr therapeutische Bilderbücher bei iskopress

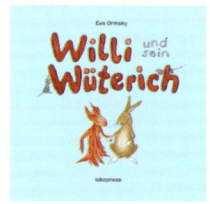
Eva Orinsky
Willi und sein Wüterich
(ab 4 Jahre)

Bilderbuch, farbig illustriert
Hardcover, 48 Seiten
ISBN 978-3-89403-373-6

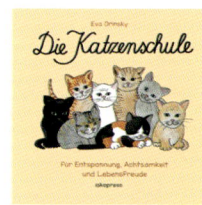
Eva Orinsky
Die Katzenschule
für Entspannung, Achtsamkeit und
Lebensfreude (ab 4 Jahre)

Bilderbuch, farbig illustriert
Hardcover, 70 Seiten
ISBN 978-3-89403-381-1

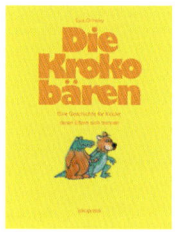
Eva Orinsky
Die Krokobären
Eine Geschichte für Kinder, deren Eltern
sich trennen (ab 4 Jahre)

Bilderbuch, farbig illustriert
Hardcover, 48 Seiten
ISBN 978-3-89403-347-7

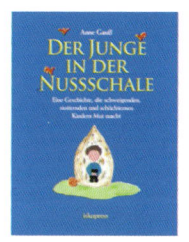
Anne Gauß
Der Junge in der Nussschale
Eine Geschichte, die schweigenden,
stotternden und schüchternen Kindern
Mut macht (ab 4 Jahre)

Bilderbuch, farbig illustriert
Paperback, 40 Seiten
ISBN 978-3-89403-367-5

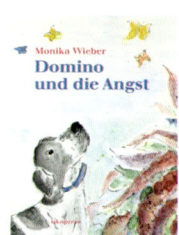
Monika Wieber
Domino und die Angst
Ein therapeutisches Bilderbuch (ab 4)

Bilderbuch, farbig illustriert
Hardcover, 48 Seiten
ISBN 978-3-89403-349-1

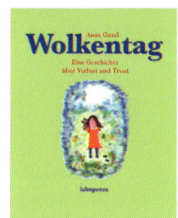
Anne Gauß
Wolkentag
Eine Geschichte über Verlust und Trost
(ab 4 Jahre)

Bilderbuch, farbig illustriert
Paperback, 40 Seiten
ISBN 978-3-89403-376-7

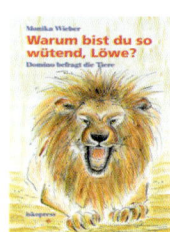
Monika Wieber
**Warum bist du so
wütend, Löwe?**
Domino befragt die Tiere (ab 4 Jahre)

Bilderbuch, farbig illustriert
Hardcover, 48 Seiten
ISBN 978-3-89403-343-9

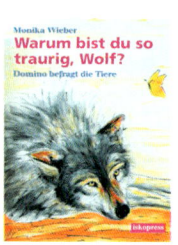
Monika Wieber
**Warum bist du so
traurig, Wolf?**
Ein therapeutisches Bilderbuch (ab 4)

Bilderbuch, farbig illustriert
Hardcover, 48 Seiten
ISBN 978-3-89403-368-2

Therapeutische Bilderbücher und Geschichten

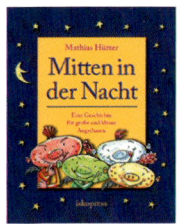
Mathias Hütter
Mitten in der Nacht
Eine Gruselgeschichte für große und
kleine Angsthasen (ab 4 Jahre)
Bilderbuch, farbig illustriert
Hardcover, 32 Seiten
ISBN 978-3-89403-374-3

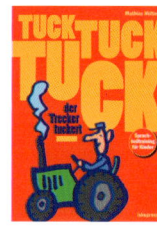
Mathias Hütter
**Tuck, tuck, tuck, der
Trecker tuckert**
Sprachheiltraining für Kinder (ab 4)
Bilderbuch, farbig illustriert
Hardcover, 80 Seiten
ISBN 978-3-89403-379-8

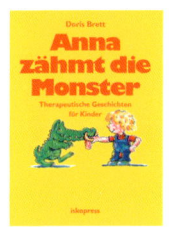
Doris Brett
Anna zähmt die Monster
Therapeutische Geschichten für Kinder
von 6 bis 12 Jahren
Paperback, 246 Seiten
ISBN 978-3-89403-199-2

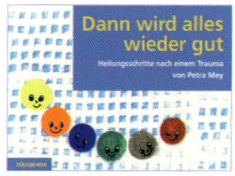
Petra Mey
**Dann wird alles
wieder gut**
Heilungsschritte nach einem
Trauma (ab 3 Jahre)
Bilderbuch, farbig illustriert
Hardcover, 40 Seiten
ISBN 978-3-89403-377-4

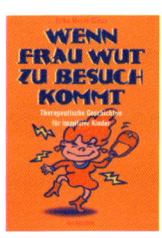
Erika Meyer-Glitza
**Wenn Frau Wut zu
Besuch kommt**
Therapeutische Geschichten für
impulsive Kinder (5 bis 10 Jahre)
Paperback, 94 Seiten
ISBN 978-3-89403-189-3

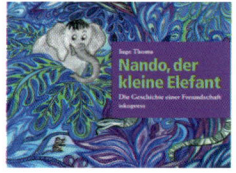
Inge Thoma
**Nando, der kleine
Elefant**
Die Geschichte einer
Freundschaft (ab 4 Jahre)
Bilderbuch, farbig illustriert
Hardcover, 40 Seiten
ISBN 978-3-89403-378-1

Für nähere Informationen fordern Sie bitte unser
Gesamtverzeichnis an:

iskopress, Postfach 1263, 21373 Salzhausen
Telefon 04172/7653 – Fax 04172/6355
Email iskopress@iskopress.de
www.iskopress.de

ISBN 978-3-89403-386-6

1. Auflage 2019

Copyright © iskopress, Salzhausen

Illustrationen: Ingrid Dorothea Reuter, Mainz

Satz und Layout: Evelina Braun, Salzhausen

Druck und Bindung: WIRmachenDRUCK GmbH, Backnang

Bibliografische Information der Deutschen Bibliothek
Die Deutsche Bibliothek verzeichnet diese Publikation in der
Deutschen Nationalbibliografie; detaillierte bibliografische
Daten sind im Internet über http://dnb.ddb.de abrufbar.

Mehr Informationen über unsere Bücher finden Sie unter
www.iskopress.de
iskopress VerlagsGmbH
Postfach 1263
21373 Salzhausen
Telefon 04172 7653
Fax 04172 6355
Email iskopress@iskopress.de